Stoffwechsel beschleunigen und effektiv Fett verbrennen

Wie Sie die Abnehmlogik leicht verstehen, Ihren Metabolismus ohne Nahrungsergänzungsmittel ankurbeln und Ihren Körper zur vermehrten Fettreduktion anregen

inkl. leckerer Rezepten zum Nachkochen

Martin Hölscher

INHALT

Das erwartet Sie in diesem Buch

Träumen auch Sie davon, einen schnelleren Stoffwechsel zu haben und schlanker zu sein? Die meisten Menschen, die man so kennt, würden gerne ein bisschen abnehmen oder sportlicher aussehen, richtig? Nun stellt sich nur die Frage, wie man das Ganze richtig angeht.

Es existieren so viele Mythen über die richtige Diät bzw. die richtige Ernährungsweise und wahrscheinlich sind sehr viele Menschen nur noch verwirrt und man weiß gar nicht mehr, was und vor allem wem man eigentlich glauben kann. Vermutlich hat fast jeder, der mit seiner Figur unzufrieden ist, schon einmal eine Diät gemacht und ist daran gescheitert. Doch woran liegt das? Ganz einfach – die bekannten Diäten, wo extrem wenig gegessen werden darf oder beispielsweise nur auf ein bestimmtes Lebensmittel zurückgegriffen wird (z. B. Kohlsuppe oder Ananas), sind derart realitätsfern und nicht über eine längere Zeit durchzuhalten. Völlig verzweifelt verfällt man wieder seinen alten Gewohnheiten und nimmt vielleicht noch mehr zu als vor der Diät – der bekannte Jo-Jo-Effekt!

In diesem Buch erhalten Sie das notwendige Wissen, wie Sie Ihre Ernährung so umstellen, dass Sie nicht hungern müssen, aber trotzdem schlanker und vor allem auch fit und gesund aussehen. Bekanntlich ist Wissen Macht. Dies gilt auch in diesem Bereich. Nach diesem Buch brauchen Sie keine überteuerten Pillen mehr, welche den Stoffwechsel ordentlich ankurbeln sollen, oder Shakes, welche Ihnen beim Abnehmen helfen sollen! Nachdem Sie dieses Buch gelesen haben, können Sie Ihre Ernährung selbst umstellen, wie es zu Ihrem Leben passt, und Sie werden lernen, wie sie mehr essen können und trotzdem besser aussehen können.

Wissen ist Macht

WIE NEHMEN WIR AB?

Bevor Sie mit der Umsetzung starten können, müssen wir uns mit der Theorie beschäftigen, wie man überhaupt abnimmt. Die folgenden Informationen sind das Fundament und wichtig zu verstehen, um wirklich langfristig Erfolge zu haben.

Die meisten Menschen, die abnehmen möchten, wollen möglichst einfach und schnell abnehmen und diese Figur dann auch noch für immer behalten. Jedoch sollte man sich etwas mehr Zeit nehmen, um wirklich auch nachhaltig etwas zu ändern und vor allem um diesen Prozess GESUND anzugehen! Denn schließlich ist die Gesundheit immer noch eine der wichtigsten Dinge in unserem Leben und das sollten wir nicht vergessen. Außerdem braucht es immer eine Weile, bis man neue Gewohnheiten fest in sein Leben integriert hat.

Kommen wir nun zum Punkt: Es geht im Großen und Ganzen um die Energiebilanz. Die Energiebilanz setzt sich zusammen aus der Energie, die wir unserem Körper zuführen, und der Energie, welche wir verbrennen. Das Ganze wird auch Kalorienbilanz genannt.

1. Wie nehmen wir Kalorien zu uns?
• Durch Nahrung (z.B. ein Apfel oder Brot)
• Durch Trinken (z.B. eine Cola oder Milch)

2. Wie verbrauchen wir Kalorien?
• Durch schlichtes Existieren (z.B. verbrauchen unsere Organe Energie)
• Durch Bewegung (z.B. spazieren gehen, Zähneputzen oder Sport)

DIE ZWEI STELLSCHRAUBEN

Um abzunehmen, brauchen wir eine negative Energiebilanz, das heißt, wir verbrauchen mehr Energie bzw. Kalorien, als wir zu uns nehmen.

Nun sollten wir noch zwei Begriffe zum Energieverbrauch klären: Grundumsatz und Leistungsumsatz.

Der Grundumsatz beschreibt jene Energie/Kalorien, welche wir durch unsere Existenz verbrauchen. Alles in unserem Körper braucht Energie, um richtig arbeiten zu können, dazu gehören z.B. das Gehirn, die Verdauung, Fettgewebe oder Muskelgewebe.

Der Leistungsumsatz beschreibt die verbrannte Energie unserer gesamten Bewegung in unserem Alltag. Dazu zählt z.B. die Aktivität bei unserer Arbeit, das Fahrradfahren zur Arbeit, das Steigen einer Treppe oder unsere sportliche Betätigung.

Nun soll es darum gehen, wie wir es schaffen können, unseren Stoffwechsel zu beschleunigen und abzunehmen. Um das Ganze anzugehen, haben wir also die Ernährung und unsere Bewegung als Stellschrauben, wo wir etwas verändern können, um die gewünschten Resultate zu erzielen. Wir müssen also weniger Energie über unsere Ernährung zu uns führen, als wir durch unseren Grundumsatz und Leistungsumsatz verbrauchen.

DU BIST, WAS DU ISST

Diesen Spruch haben Sie bestimmt schon ein paar Mal gehört. In ihm steckt jede Menge Wahrheit, denn je nachdem, was Sie essen, sind Sie dicker oder dünner und Sie fühlen sich energiegeladen oder eben nicht und Sie können z.B. auch besser oder schlechter Muskulatur durch Sport aufbauen.

Woraus besteht unsere Nahrung eigentlich?

Aus Makronährstoffen, nämlich aus Eiweißen (= Proteinen), Fetten und Kohlenhydraten. Jedes Lebensmittel, welches wir essen oder auch trinken, besteht aus diesen drei Komponenten. Jedes Lebensmittel hat eine andere Zusammensetzung dieser Makronährstoffe (Makros). Auf jedem Lebensmittel steht daher auch eine Nährwerttabelle, wo genau diese Verteilung angegeben ist. Jeder Makronährstoff hat Kalorien pro Gramm. Proteine und Kohlenhydrate haben 4 Kalorien/g und Fette 9 Kalorien/g. Zudem hat auch Alkohol ganze 7 Kalorien/g.

Nun könnte man sagen, dass es egal ist, was man isst und dass nur die gesamten Kalorien zählen. Im Großen und Ganzen ist das auch so, denn das Wichtigste ist nun einmal, dass man insgesamt mehr Energie verbrennt, als man durch die Nahrung zu sich nimmt.

Aber hier soll es ja darum gehen, auch satt und

vor allem auch gesund zu sein. Deshalb ist eine gewisse Balance in unserer Ernährung von großer Wichtigkeit. Im besten Fall essen wir zu einem großen Teil Lebensmittel, die uns lange satt halten und die uns die nötigen Vitamine liefern.

Wie wir das am besten machen, werde ich Ihnen nun Stück für Stück erklären.

WIESO ÜBERHAUPT HIGH PROTEIN?

Bestimmt ist es Ihnen auch schon aufgefallen in den Regalen beim Einkaufen. Der „High Protein Trend" boomt! Auf Joghurt, Pudding, Quark und jeglichen Drinks steht es drauf. Doch was steckt dahinter? Oder geht es nur um Marketing?

Kommen wir einmal zu den Aufgaben von Proteinen im menschlichen Körper. Proteine sind auch als Baustein des Lebens bekannt.

• Bildung von Zellen, Gewebe, Enzyme und Hormonen
• Fett- und Sauerstofftransport
• Aufnahme von Eisen
• Muskelfunktion
• Gesunde Nägel und Haare

- Abwehr von Krankheitserregern
- Herstellung von Bindegewebe und Knorpeln

Doch neben diesen tollen Eigenschaften sind Proteine auch äußerst hilfreich beim Abnehmen. Nicht umsonst wird häufig in einer Diät auf Produkte wie Magerquark, Proteinshakes oder mageres Hühnerfleisch zurückgegriffen.

Eine weitere tolle Eigenschaft von Proteinen ist außerdem die sehr lange und gute Sättigung. Das heißt, wenn Sie z.B. Magerquark mit leckerem Obst essen, wird Sie das deutlich länger satt halten als z.B. etwas Müsli mit Milch, wo recht wenige Proteine enthalten sind. Am Ende werden Sie noch einige leckere Rezepte wie Kuchen, Haferbrei oder auch herzhafte Mahlzeiten finden, in denen eine Menge Proteine enthalten sind und welche lange satt halten.

Zudem gibt es verschiedene Arten von Proteinen. Ein Protein, welches sehr lange sättigt, ist z.B. das Casein. Casein wird als Protein am längsten verdaut und bringt deshalb die längste Sättigung mit. Casein ist in Milchprodukten enthalten, wie z.B. Magerquark, Joghurt oder Proteinpulver aus Casein. Proteine – vor allem Casein – sättigen also von allen Makronährstoffen am längsten, weshalb es sehr sinnig ist, diese vermehrt in die Ernährung einzubauen.

Zudem sind Proteine essentiell, um gut Muskulatur aufbauen zu können. Außerdem ist es auch in einer Diät sehr wichtig, genügend Proteine zuzuführen, um unsere Muskeln zu schützen, denn wenn wir Gewicht verlieren, wollen wir in den meisten Fällen Fett verlieren und nicht unsere Muskeln! Unsere Muskulatur lässt uns straff, fit und gesund aussehen. Weitere Gründe, wieso Muskulatur so wichtig ist, um schlank zu bleiben und vor allem auch etwas mehr essen zu können, klären wir im Verlauf des Buches.

Wenn wir Proteine zu uns nehmen, ist auch die Qualität des jeweiligen Proteins von großer Bedeutung. Die Qualität definiert sich durch die biologische Wertigkeit, welche beschreibt, wie viel von dem aufgenommenen Protein von dem Körper gut verwertet werden kann. Hier kann man grundlegend schon sagen, dass tierische Proteine meist eine bessere/höhere biologische Wertigkeit haben als pflanzliche Proteine. Wenn man nun eine Mahlzeit zu sich nimmt, macht es Sinn, tierische Proteine und pflanzliche Proteine miteinander zu kombinieren. Für den Fall, dass Sie sich vegan ernähren und Sie dementsprechend ausschließlich pflanzliche Proteine zu sich nehmen, sollten Sie versuchen, noch mehr Proteine zu sich nehmen, um sicher zu gehen, dass vom Körper auch genügend Proteine aufgenommen werden können!

Was bedeutet eigentlich „genug Protein"?

Vielleicht haben Sie sich schon gefragt, wie viel Protein Sie nun zu sich nehmen müssen, um von einem erhöhten Proteinkonsum zu profitieren. Die Regel sagt, dass man 2 Gramm Protein pro Kilogramm Körpergewicht zu sich nehmen sollte, um optimal Muskulatur aufzubauen oder zu schützen, welche man sich durch Sport aufgebaut hat. Wenn Sie nun also 70 kg wiegen, sollten Sie ca. 140 Gramm Protein pro Tag zu sich nehmen, um auf der sicheren Seite zu sein.

Um darauf auch optimal achten zu können, ist es wichtig, dass Sie sich besser mit den Lebensmitteln, die Sie essen, auseinandersetzen. Jedes Lebensmittel hat eine Nährwerttabelle auf der Verpackung, wo steht, wie viele Proteine, Fette, Kohlenhydrate und Kalorien in diesem enthalten sind. Es ist deshalb von großem Vorteil, wenn man dazu in der Lage ist, solch eine Nährwerttabelle zu lesen und zu verstehen. Nur so können Sie verschiedene Lebensmittel auf Ihrem Speiseplan miteinander vergleichen und schauen, welche Lebensmittel zielführend oder eher das

Gegenteil sind.

Welche Lebensmittel enthalten viele Proteine?
- Magerquark/Skyr
- Fleisch
- Fisch
- Körniger Frischkäse
- Harzer Käse
- Hülsenfrüchte (z.B. rote Linsen)
- Quinoa
- Proteinpulver
- Käse
- Eier

THERMISCHER EFFEKT DER NAHRUNG

Ein weiterer wichtiger Punkt, wenn es darum geht, möglichst effektiv und mit Köpfchen Fett zu verlieren, ist der thermische Effekt unserer Nahrung (TEF = thermic effect of food). TEF beschreibt die Energie, welche beim Prozess der Umwandlung von Kohlenhydraten, Fetten und Proteinen verloren geht. Im Grunde verbrennen wir also Nahrung dadurch, dass wir Nahrung zu uns nehmen. Wir können den TEF so optimieren, dass uns eine Diät leichter fällt. Der TEF wird durch die Zusammensetzung unserer Nahrung beeinflusst.

Kommen wir zuerst zu den Fetten und Kohlenhydraten. Hier liegt der TEF etwa bei 5 - 15 Prozent nach aktueller Studienlage. Das heißt, wenn man 100 Kalorien aus Reis oder Öl zu sich nimmt, verbrennt der Körper gleich 5 - 15 Kalorien, um die Nährstoffe zu verarbeiten.

Der Makronährstoff Protein besitzt den höchsten TEF im Vergleich zu Fetten und Kohlenhydraten. Hier werden bis zu 23 Prozent der aufgenommenen Energie zur Verwertung der Proteine verwendet. Vor allem gemischte Mahlzeiten, die zumindest etwas mehr Protein auf dem Teller aufweisen konnten, haben einen sehr hohen TEF von bis zu 25 Prozent! Insgesamt kann man auch sagen, dass schlanke und gesunde Menschen einen größeren Teil der aufgenommenen Energie über den thermischen Effekt der Nahrung verbrennen als fettleibige und kranke Personen.

Studien zeigen außerdem, dass wir insgesamt den TEF steigern können, indem wir ein wiederkehrendes Muster der Mahlzeitenaufnahme haben, das heißt, dass es sinnig ist, unsere Nahrung häufig zur selben Zeit zu uns zu nehmen.

Abschließend kann man zum TEF sagen, dass es

auch hier wieder Sinn macht, genügend Protein zu sich zu nehmen, um besser abzunehmen und den Stoffwechsel zu beschleunigen!

WARUM FETTE NICHT ZU VER-NACHLÄSSIGEN SIND

Wie bereits beschrieben, liefert Fett deutlich mehr Kalorien als Proteine oder Kohlenhydrate. Nun könnte man einfach die Fette aus seiner Ernährung streichen, umso weniger Kalorien zuzuführen und um dementsprechend besser abzunehmen. Generell werden Fette in unserer Gesellschaft oft verteufelt und als „Dickmacher" angesehen. Doch dieser Ansatz muss mit Vorsicht betrachtet werden. Natürlich nehmen wir durch Fette schneller zu, da sie deutlich mehr Kalorien mitbringen. Außerdem gibt es zwischen Fetten auch deutliche Unterschiede. Z.B. sollte man auf Fette aus frittierten Lebensmitteln (= Transfettsäuren) verzichten, da sie wirklich schlecht für unsere Gesundheit sind.

Jedoch ist es sehr gefährlich bzw. gesundheitsschädigend, wenn man generell Fette aus seiner Ernährung streicht. Gesunde Fette, wie z.B. aus Avocados, Nüssen, Olivenöl, Leinöl oder Lachs, bringen sehr viele gesundheitliche Vorteile mit sich, welche uns sogar beim Abnehmen helfen können.

Eine sehr wichtige Aufgabe von Fetten ist unser Hormonhaushalt, denn in unserem Fettgewebe werden viele wichtige Hormone gebildet. Dabei sind auch einige Hormone, welche sehr wichtig für eine erfolgreiche Diät sind. Z.B. wird dort unser Sättigungshormon, welches sich Leptin nennt, gebildet. Umso mehr Leptin in unserem Körper ausgeschüttet wird, desto mehr sind wir gesättigt und essen dementsprechend weniger. Nehmen wir nun also durch die Nahrung zu wenig Fette zu uns, kann es passieren, dass unsere Sättigung bzw. unser Appetit nicht mehr richtig gezügelt wird und wir vermehrt etwas essen. So können Fette uns also beim Abnehmen helfen!

Ein weiterer wichtiger Punkt, wieso wir gerade in einer Diät nicht zu sehr auf Fette verzichten sollten, ist unsere Vitaminzufuhr. In unserer Nahrung sind fettlösliche Vitamine enthalten: Vitamin A, E, D und K. Diese Vitamine werden nur mit Hilfe von Fetten richtig aufgenommen. Deshalb macht es auch immer Sinn, bei einer vitaminhaltigen Mahlzeit etwas Fett hinzuzufügen. Z.B. kann man auf seinen Salat etwas Olivenöl machen oder auf die Gemüsepfanne ein paar Nüsse oder Samen. Nehmen wir nun durch die Nahrung deutlich zu wenig Fette zu uns, kann es auf

Dauer zu Vitaminmangel kommen, wodurch man sich z.B. ausgelaugt und müde fühlt. Abgesehen von den weiteren gesundheitlichen Risiken, die auf diesen Vitaminmangel beruhen, kann es nun dazu kommen, dass man sich träge fühlt und sich dementsprechend deutlich weniger bewegt und evtl. noch weniger Sport macht. Dies beeinflusst wiederum unsere Diät und unseren gesamten Stoffwechsel negativ, da wir so weniger Energie verbrennen.

Fette haben noch viele weitere tolle Funktionen in unserem Körper, jedoch sind diese beiden erst einmal die wichtigsten, besonders auch in Bezug auf eine erfolgreiche Ernährungsweise. Aus diesen beiden Punkten können wir allerdings entnehmen, dass Fette nicht schlecht sind, sondern in einem guten Maße unseren Stoffwechsel sogar beschleunigen können, da wir bspw. weniger Appetit haben, wodurch wir weniger essen und uns einfach energiegeladener fühlen, weshalb wir uns wahrscheinlich mehr bewegen oder auch motivierter sein können. Empfohlen wird es, mindestens 1 Gramm Fett pro Kilogramm Körpergewicht zu essen.

Lebensmittel mit gesunden Fetten:

- Nüsse
- Avocados
- Lachs
- Nussmus
- Samen
- Kerne
- Olivenöl
- Leinöl
- Eier
- Zartbitterschokolade

DIE ERNÄHRUNGSUMSTELLUNG

Nun haben wir die wichtigsten theoretischen Themen geklärt. Jetzt muss die ganze Theorie nur noch in die Praxis umgesetzt werden. Allerdings ist dies der Punkt, woran es bei den meisten Menschen scheitert. Jedoch muss man sagen, dass für die Umsetzung jeder seinen eigenen Weg finden muss und dafür muss man am Anfang einfach auch einiges ausprobieren.

Wichtig ist, dass wir unsere Ernährung so umstellen, dass sie am besten zu unserem eigenen Leben passt. Man sollte nicht sein ganzes Leben verändern müssen, um sich gesund zu ernähren und um

Fett zu verlieren! Denn so hält man es nicht durch und dieses Buch soll Ihnen mitgeben, wie man seine Ernährung möglichst für immer und dementsprechend langfristig umstellt.

Es geht darum, die bisherigen Routinen so anzupassen, dass sie zu dem gesetzten Ziel führen. Z.B. kann man für sehr viele leckere Rezepte viel kalorienärmere, proteinreichere oder gesündere Alternativen zaubern und dafür muss man meistens auch nicht sonderlich begabt in der Küche sein!

Im Folgenden werde ich Ihnen einige Tipps aufzählen, wie eine gesunde und zielführende Ernährung besser in das alltägliche Leben integriert werden kann.

1. Vorbereitung

Vorbereitung ist alles. Bestimmt kennen auch Sie die Situation von sich selbst oder von einem Freund oder Kollegen: Man steht morgens auf und hat kaum noch Zeit vor der Arbeit, um in Ruhe etwas zu frühstücken oder sich etwas für die Arbeit mitzunehmen. Gestresst auf dem Weg zur Arbeit holt man sich noch schnell einen Latte Macchiato und ein Schokocroissant für die Arbeit als Frühstück.

Das ist natürlich nicht das gesündeste Frühstück und hilft bestimmt auch nicht dabei, den

Stoffwechsel anzukurbeln und Fett zu verlieren. Natürlich hätte man auch alleine beim Bäcker eine bessere Wahl treffen können und sich anstatt des Latte Macchiatos einen schwarzen Kaffee holen können, der deutlich weniger Kalorien mit sich bringt, und statt des Croissants lieber ein belegtes Brötchen mit Putenbrust, einen Salat oder Ähnliches.

Jedoch kann man an dieser Stelle sagen, dass es deutlich bessere und vor allem auch günstigere Alternativen gibt. Es kommt immer darauf an, wo man seine Prioritäten setzt. Was ist Ihnen wichtiger? 10 Minuten länger schlafen oder ein gesundes Frühstück, womit Sie Ihrer Wunschfigur etwas näher kommen?

Seien Sie immer vorbereitet – egal, ob es um Ihr Frühstück geht, um einen kleinen Snack oder um Ihr Essen für die Mittagspause. Häufig überkommt einen der kleine Hunger und wenn man dann nicht darauf vorbereitet ist, greift man häufig zu Lebensmitteln, die nicht gesund bzw. zielführend sind. Manchmal reicht schon ein Apfel in der Tasche aus.

Aber auch für den Fall, dass man es wirklich mal nicht schafft, sich etwas vorzubereiten, weil man vielleicht verschlafen hat, gibt es heutzutage sehr gute Möglichkeiten, sich auch unterwegs gesund und kalorienärmer zu ernähren. Mittlerweile haben nämlich viele Supermärkte/Discounter tolle Produkte wie z.B. fertige Salate, Obst oder Gemüse zum Snacken, Proteindrinks, Proteinjoghurts- oder puddings usw.

Wenn man will, findet man einen Weg, sich auch unterwegs gesund zu ernähren!

2. Auswärts essen gehen

Ab und an in einem Restaurant mit dem Partner oder Freunden essen zu gehen, gehört nun einmal im Leben mit dazu. Das ist eben Lebensqualität und diese sollte auch trotz gesunder und bewusster Ernährung nicht vernachlässigt werden. Wenn man sich sonst gesund und bewusst ernährt, ist es überhaupt kein Problem, sich bei solch einem Essen auswärts auch etwas zu gönnen und einfach einmal die Seele baumeln zu lassen. Bei der Ernährung ist es häufig wie in vielen anderen Lebensbereichen, dass Auszeiten neue Motivation mit sich bringen. Niemand wird dick, wenn man sich mal beim Essen einen Burger, Pizza oder Pommes bestellt. Es kommt eben auf die Balance im gesamten Leben an.

Wer allerdings öfter essen geht und auch hier darauf achten möchte, dass man nicht zu viele Kalorien zu sich nimmt, kann trotzdem einige Punkte beachten.

- Z.B. kann man, wenn man einen Salat bestellt, das Dressing separat bestellen, denn häufig stecken dort die versteckten Kalorien. Dann kann man selbst entscheiden, wie viel man über den Salat gibt.
- Außerdem macht es auch Sinn, nicht mit zu viel Hunger essen zu gehen, damit man nicht viel zu viel isst und dann vielleicht doch nicht das isst, was man sich vorgenommen hat.
- Wählen Sie außerdem besser Gegartes oder Gedämpftes als Frittiertes oder Paniertes.
- Oft ist es auch gut, nach der Zubereitung zu fragen, um evtl. auch auf eine andere, kalorienärmere Zubereitungsart zurückzugreifen.
- Seien Sie außerdem bei den Getränken vorsichtig. Auch hier verstecken sich oft die Kalorien in Form von Zucker. Im Restaurant kann man gut auf Wasser oder auch mal Light Getränke zurückgreifen, um Kalorien zu sparen.

3. Nicht zu viel verbieten

Die meisten Menschen scheitern an einer gesunden Ernährung oder an ihrer geplanten Diät, weil sie sich zu viel verbieten und nichts mehr von den vorherigen Essgewohnheiten übrig geblieben ist. Wie schon bereits gesagt, kommt es auf die Balance an.

Natürlich kann man auf einem Geburtstag mit Kuchen essen oder auch mal beim „All you can eat" mitessen. Man sollte sich das Leben an der Stelle nicht zu schwer machen und es auch genießen. Wenn man sich sonst gut ernährt und sich zum Ausgleich viel bewegt, ist es kein Weltuntergang, wenn man mal etwas isst, was normalerweise nicht in den Plan passt!

ABNEHMEN, OHNE ZU HUNGERN

Die meisten Menschen haben die Vorstellung im Kopf, dass man, wenn man schlank sein möchte bzw. etwas Körperfett verlieren möchte, nur noch sehr wenig essen darf und wenn dann nur noch Salat oder Obst und Gemüse. In diesem Teil des Ratgebers wird Ihnen gezeigt, wie Sie Ihre Ernährung so gestalten, dass Sie trotz Fettverlust gut gesättigt sind.

Wenn Sie eher eine Person sind, die tendenziell zu viel als zu wenig isst, dann brauchen Sie viele Lebensmittel auf Ihrem Speiseplan, die bei einer großen Menge (= hohes Volumen) verhältnismäßig wenige Kalorien haben. Im Folgenden werden Ihnen einige Lebensmittel aufgezählt, welche dafür sehr geeignet sind und im Gegenzug werden auch Lebensmittel aufgezählt, die eher kontraproduktiv sind.

Unser Magen braucht einen gewissen Nahrungs-umfang, um gut gesättigt zu werden. Essen Sie bspw. 100 Gramm Gemüse, nehmen Sie je nach Gemüse vielleicht 30 Kalorien zu sich. Essen Sie dahingegen 100 Gramm Nudeln, nehmen Sie ca. 350 Kalorien zu sich.

Lebensmittel, welche viel Volumen und wenig Kalorien haben:
1. Kartoffeln
2. Süßkartoffeln
3. Jegliches Gemüse (Brokkoli, Zucchini, Tomaten, Rosenkohl, ...)
4. Beeren
5. Wassermelone
6. Aprikosen
7. Salate
8. Magerquark

Lebensmittel, welche wenig Volumen und viele Kalorien haben
1. Nudeln
2. Reis
3. Brot
4. Nüsse
5. Honig

6. Käse

7. Trockenfrüchte

8. Süßigkeiten

Es geht nicht darum zu hungern, um Gewicht verlieren zu können, sondern es geht darum, das Richtige zu essen! Natürlich könnten Sie an einem Tag auch ausschließlich eine Pizza oder sogar drei Tafeln Schokolade essen, um abzunehmen, da Sie dadurch insgesamt wahrscheinlich nicht so viele Kalorien zu sich nehmen werden, dass Sie davon zunehmen. Aber erstens hat das nichts mit gesunder Ernährung zu tun und zweitens wird man davon auch nicht den ganzen Tag satt bleiben oder sich energiegeladen fühlen, da solche Lebensmittel eben sehr nährstoffarm sind!

Es ist viel besser, wenn Sie vielleicht drei bis vier Mahlzeiten am Tag essen, mit gesunden Lebensmitteln, welche auch teils etwas mehr Volumen mit sich bringen. Dabei muss aber jeder Mensch auch für sich herausfinden, was besonders gut sättigt. Haferflocken z.B. haben etwas mehr Kalorien auf 100 Gramm (ca. 350 Kalorien), allerdings halten diese aber auch sehr lange satt bei vielen Menschen.

Ein wichtiger Faktor für eine gute Sättigung sind nach aktuellen Forschungen auch Ballaststoffe.

Ballaststoffreiche Lebensmittel, wie z.B. Haferflocken, Gemüse, Vollkornprodukte, halten meist deutlich länger satt. Allerdings sollten Sie mit Ballaststoffen auch etwas vorsichtig sein, denn eine zu schnelle
Erhöhung der Ballaststoffe kann zu Verdauungs-
problemen führen. Zu empfehlen ist es, die Zufuhr an
Ballaststoffen langsam zu erhöhen. Ansonsten sor-
gen Ballaststoffe für eine sehr gute Verdauung, wenn
der Körper sich erst einmal daran gewöhnt hat.

KALORIENZÄHLEN NOTWENDIG?

Viele Menschen zählen in einer Diät Kalorien. Jedoch
ist dies in unserer Gesellschaft sehr negativ behaftet.
Es wird solchen Personen häufig unterstellt, sie
seien magersüchtig, krank oder kontrollsüchtig.
Doch kann Kalorienzählen auch etwas Positives bewirken? Ja, kann es. Heutzutage ist Kalorienzählen
auch sehr leicht geworden durch gute Apps auf dem
Handy, wo die meisten Lebensmittel bereits gespei-
chert sind.

Falls Sie nicht so ein gutes Verhältnis zum Essen
haben oder in der Vergangenheit bereits eine Essstörung hatten, dann sollte man auf jeden Fall hier
vorsichtig sein und es wahrscheinlich lieber lassen.
Aber für jemanden, der eine gesunde Beziehung zum

Essen hat und sich einfach nur etwas besser ernähren möchte, kann Kalorienzählen dabei helfen, die Lebensmittel, die man isst, besser kennenzulernen. Es ist interessant, wirklich einmal zu sehen, wie viele Kalorien beispielsweise die Portion Reis auf unserem Teller hat.

Außerdem können wir auch so einmal schauen, wie viel Proteine und Fette wir am Tag zu uns nehmen. Oft schätzen wir Lebensmittel anders ein und so können wir einmal schauen, wie viele Kalorien wir wirklich am Tag zu uns nehmen – auch dies unterschätzen wir in den meisten Fällen, da wir dann doch die kleinen Snacks wie z.B. eine Handvoll Nüsse oder ein Stückchen Schokolade vergessen, doch auch diese Kleinigkeiten summieren sich am Ende des Tages vielleicht zu einer weiteren kompletten Mahlzeit, wenn man die Kalorien betrachtet!

Oft hilft es auch, nur einzelne Mahlzeiten zu analysieren, die wir sowieso häufiger essen. Man muss somit nicht immer den ganzen Tag die Kalorien zählen. Natürlich müssen Sie nicht Ihr ganzes Leben lang Kalorien zählen, jedoch kann es wie beschrieben auch dabei helfen, Klarheit über seine eigene derzeitige Ernährung zu bekommen.

MARTIN HÖLSCHER

SHAKES, PILLEN UND ONLINE PROGRAMME

Wenn man auf Google oder auf Amazon „Abnehmen" oder „Stoffwechsel beschleunigen" eingibt, bekommt man sofort jegliche Werbeanzeigen von Shakes, die beim Abnehmen helfen sollen, oder Pillen/Tabletten angezeigt. Auch in jeder Apotheke oder in verschiedensten Drogerien findet man solche Produkte und kann sie dort kaufen. Doch hier sollten Sie sehr vorsichtig sein und von solchen Produkten die Finger lassen! Die Gründe dafür folgen nun: Zu jeglichen Pillen zum Abnehmen oder um den Stoffwechsel anzukurbeln, braucht nicht viel gesagt werden. Diese Pillen können, je nachdem wo man sie herbekommt, sehr ungesund sein! Online werden auch illegale Substanzen gehandelt, welche schon so manch einen ins Krankenhaus gebracht haben! Und Pillen wie Kohlenhydrat oder Fettblocker funktionieren einfach nicht. Das ist einfach herausgeschmissenes Geld!

Kommen wir zu den bekannten Shakes. Was wir erreichen wollen, ist eine langfristige und gesunde Ernährungsumstellung. Wenn man sich die Vorgehensweise von vielen Shakes – welche beim Abnehmen helfen sollen – anschaut, werden in der ersten Phase drei Shakes am Tag getrunken. Auf eine feste

Mahlzeit wird hier verzichtet. Erst etwas später wird eine Mahlzeit am Tag gegessen und dann nur noch zwei Shakes getrunken.

Erstens klingt diese Diät nicht unbedingt nach Spaß und Sättigung und zudem ist es wirklich fraglich, wie man durch solch eine Methode lernen soll, sich gesund und bewusst zu ernähren! In den meisten Fällen nimmt man noch unter 1.000 Kalorien durch diese drei Shakes am Tag zu sich, was extrem wenig ist! Es gibt natürlich sehr kleine und leichte Frauen, welche vielleicht nur 1.500 - 1.600 Kalorien zu sich nehmen dürfen, um noch erfolgreich abnehmen zu können. Aber auch bei solch niedrigen Kalorienmengen ist es wirklich fraglich, ob so wenig gegessen werden muss, um abzunehmen oder ob das auch schon viel zu wenig ist.

Wie dem auch sei – Shakes zum Abnehmen sind sehr realitätsfern. Wer möchte sich denn langfristig und sein ganzes Leben lang ausschließlich von flüssiger Nahrung oder von maximal einer normalen Mahlzeit pro Tag ernähren?

Gerade für Frauen, die wohl auch häufiger zu solchen Methoden/Shakes greifen, können diese Shakes auch wirklich gefährlich oder gesundheitsschädigend sein. Erstens haben diese Shakes meist kaum Fett enthalten und wie wir gelernt haben, sind

Fette sehr wichtig. Gerade für den weiblichen Hormonhaushalt sind Fette von großer Bedeutung. Nicht nur das Sättigungshormon Leptin kann so beeinflusst werden, dass wir deutlich mehr Appetit haben, sondern auch unsere Sexualhormone können nicht mehr das bewirken, was sie bewirken sollen.

Dazu werden durch diese Shakes extrem wenige Kalorien zugeführt, was in Verbindung mit deutlich zu wenig Fett zu dem Verlust der weiblichen Menstruation führen kann. Also besonders Frauen sollten viel langsamer und bedachter abnehmen, da ihr Körper und ihr Hormonhaushalt deutlich empfindlicher ist als der von Männern.

Auch auf psychischer Ebene sollte man solche krassen Diäten mit großer Vorsicht angehen. Gerade Diäten, wo sehr wenig gegessen wird und super schnell Gewicht verloren wird, bringen ein Risiko für Essstörungen mit sich.

Kommen wir noch einmal zu einem ähnlichen Thema: Programme zum Abnehmen.

Häufig wird gerade auch auf z.B. auf Instagram für Programme geworben, welche schnell die Kilos purzeln lassen. Allerdings haben – genauso wie bei Shakes – viele Teilnehmer nach dem Programm einen Jo-Jo-Effekt. Doch wieso ist das eigentlich so und wie kommt es dazu? Auch hier wird bei den meisten

Programmen sehr wenig gegessen und dazu vielleicht noch sehr viel mehr Sport als sonst gemacht.

Die meisten Programme laufen sehr extrem ab und verfolgen eine Art „Crash-Diät". Die Hauptsache ist, dass schnell Gewicht verloren wird. Meistens sind auch hier solch schnelle Diäten eher ungesund. Doch der wichtigste Punkt ist, dass man bei solchen Programmen nichts lernt! Man lernt nicht, wie man nach dem Programm weiter vorgeht, um die Figur zu halten und nicht wieder in alte Gewohnheiten zu verfallen.

Man lernt weder wie eine gesunde Ernährung aussieht noch was wichtig ist, um überhaupt erfolgreich abzunehmen. Bei vielen Onlineprogrammen gibt es dann auch noch Plattformen, wo sich die verschiedenen Teilnehmer austauschen und motivieren können. Das ist natürlich eine schöne Idee, jedoch kann diese Motivation in Verbindung mit solch einer extremen Diät auch wieder in Richtung Essstörung führen. Gerade wenn man vorher vielleicht schon Erfahrungen mit einer Essstörung gemacht hat, sollte man großen Abstand von solchen Shakes, Pillen oder Programmen halten!

Schlussendlich ist es einfach wichtig, sich selbst genug Wissen darüber anzueignen, wie man gesund und erfolgreich abnehmen kann. Dieses Wissen werden Sie weiterhin in diesem Buch erhalten.

Leben ist Bewegung

Bereits weiter oben haben wir geklärt, was der Leistungsumsatz ist. Der Leistungsumsatz setzt sich aus all der Energie zusammen, welche wir durch unsere Bewegung (bei der Arbeit, spazieren, Sport, ...) verbrauchen. Unsere Bewegung macht einen der wichtigsten Faktoren aus, wenn es darum geht, den Stoffwechsel zu beschleunigen.

Wenn es darum geht, dass wir unsere Bewegung erhöhen müssen, um deutlich einfacher Fett verlieren zu können, heißt das nicht gleich, dass man von morgens bis abends Sport machen muss! Es geht mehr darum, insgesamt den ganzen Tag über ein bisschen aktiver zu sein.

ALLTAGSBEWEGUNG

Was man wahrscheinlich nicht sofort denken würde, ist, dass unsere Bewegung im Alltag enorm viel ausmachen kann, wenn es darum geht, den Energieverbrauch zu erhöhen. Laut Studien können das im Schnitt ca. 300 - 500 kcal mehr Energieverbrauch am Tag sein! Das kann bereits für viele Menschen eine ganze Mahlzeit sein.

Genau deswegen kann z.B. jemand, der den ganzen Tag bei seiner Arbeit aktiv ist (z.B. als Handwerker), auch viel mehr essen als jemand, der den ganzen Tag nur im Büro sitzt und sich dementsprechend deutlich weniger bewegt. Laut der DGE (Deutsche Gesellschaft für Ernährung) sollte man 10.000 Schritte am Tag gehen, um fit und gesund zu bleiben.

Mittlerweile gibt es auch auf jedem Smartphone die Möglichkeit, die Schritte zu zählen, ansonsten wäre aber auch ein Fitnessarmband mit einem Schrittzähler eine wertvolle Idee. Dieser Schrittzähler kann dabei helfen, erst einmal einen Überblick darüber zu bekommen, wie viele Schritte Sie sich bereits im Alltag bewegen und außerdem kann der Zähler dann auch dazu motivieren, sich etwas mehr zu bewegen. Ansonsten kann man aber natürlich auch ohne Schrittzähler super auskommen und einfach einige Tipps befolgen, um die Alltagsbewegung zu steigern.

Es gibt sehr viele Möglichkeiten, die Bewegung durch viele Kleinigkeiten zu erhöhen. Beispielsweise könnten Sie jeden Tag einen kleinen Spaziergang in Ihren Tag einbauen. Es geht nicht darum, eine Stunde wandern zu gehen, sondern einfach vielleicht am Morgen oder am Abend gemütlich 20 Minuten an die frische Luft zu gehen. Dies hat nicht nur die Bewegung als Vorteil, sondern natürlich auch etwas Entspannendes, wobei man einmal seine Gedanken nach einem stressigen Tag sammeln kann. Z.B. können Sie sich auch bei dem Spaziergang ein Hörbuch oder Podcast anhören und die Zeit nutzen, um sich noch weiterzubilden. Aber wenn Sie nicht gerne alleine spazieren gehen möchten, können Sie dies natürlich auch gemeinsam mit Freunden oder Ihrem Partner machen.

Auch könnten Sie z.B. anstelle des Autos ab und zu ein Fahrrad nehmen, um zur Arbeit zu kommen, was nebenbei natürlich auch sehr gut für die Umwelt wäre. Außerdem könnten Sie mit dem Auto etwas weiter weg parken, sodass Sie noch etwas weiter laufen müssen. Falls Sie mit öffentlichen Verkehrsmitteln fahren, könnten Sie auch einfach mal eine Bushaltestelle früher aussteigen oder eine Haltestelle später einsteigen. Ansonsten könnten Sie auch häufiger die Treppe anstelle des Fahrstuhls nehmen.

Viele Menschen haben auch bestimmte Gewohnheiten, um die Bewegung in Ihrem Alltag zu steigern, wie z. B., dass sie im Büro beim Telefonieren oder morgens beim Zähneputzen umhergehen. Auch Hausarbeit, wie Wischen, Staubsaugen oder generell Aufräumen, sind eine tolle Möglichkeit, die Aktivität auch zu Hause zu steigern und zudem noch etwas Arbeit zu erledigen.

Für den Fall, dass Sie schon immer einen Hund haben wollten, wäre dies natürlich auch eine schöne Möglichkeit, um mehr Bewegung zu integrieren. So können Sie mehrere Spaziergänge in Ihren Alltag einbauen und machen den Vierbeiner noch glücklich.

All diese Tipps sind nur Kleinigkeiten, aber insgesamt summieren sie sich natürlich und am Ende kommt man seinem Schrittziel bzw. seinem Ziel, dass man sich einfach mehr bewegen möchte, immer näher. Letztendlich wird es sich ganz sicher lohnen und Ihren Stoffwechsel beschleunigen.

SPORTLICHE AKTIVITÄTEN

Wahrscheinlich ist mittlerweile klar, dass man mit Sport wesentlich besser abnehmen kann. Doch nun stellt sich die Frage, welcher Sport der beste ist, um den Stoffwechsel anzukurbeln und um abzunehmen? Auch auf diese Frage gibt es sehr viele verschiedene Meinungen und auf jeder Internetseite und in jeder Zeitung steht etwas völlig anderes, wodurch man gar nicht mehr weiß, was man denn für Sport betreiben soll. Sollte man joggen gehen, Yoga machen, in ein Fitnessstudio gehen oder sogar zu Hause Sport betreiben?

In erster Linie ist es wohl am wichtigsten, dass man einen Sport ausführt, der einem selbst Spaß macht. Man sollte etwas finden, wofür man sich nicht jedes Mal aufs Neue motivieren muss. Finden Sie Ihre ganz persönliche Leidenschaft! Falls Sie für sich noch keinen Sport gefunden haben sollten, der Ihnen Spaß macht, und Sie vielleicht immer noch glauben, dass Sport Mord ist, dann sollten Sie sich vielleicht einfach mal auf die Suche machen. Ganz sicher gibt es für fast jede Person eine Art der Bewegung oder sportliche Aktivität, die Freude bereitet.

Möchten Sie lieber im Team einen Sport ausführen wie z.B. Volleyball, Kampfsport, Tanzen oder Fußball im Verein? Wenn dies der Fall ist, dann fangen Sie doch einfach an! Bekanntermaßen ist bisher noch kein Meister vom Himmel gefallen. Auch wenn Sie noch nie Volleyball gespielt haben oder noch nie in einem Verein getanzt haben, werden Sie es lernen und natürlich geht es in einem Teamsport auch um Spaß. Vielleicht finden Sie noch einen Freund/Freundin, der Sie begleiten möchte, damit Ihnen der Anfang etwas leichter fällt und es noch mehr Spaß macht. Außerdem ist solch ein Verein auch immer eine wunderbare Möglichkeit, um neue Kontakte zu knüpfen und sich durch diese neuen Kontakte oder Freunde bleibt man dann auch dabei, regelmäßig Sport zu betreiben!

Natürlich besteht auch die Möglichkeit, alleine Sport zu machen. Sie könnten z.B. für den Anfang ab und zu wandern gehen, wenn Sie an der Natur interessiert sind. Dies kann man auch mit Freunden oder mit dem Partner gemeinsam machen. Zudem gibt es die Möglichkeit, ein paar Mal in der Woche joggen zu gehen. Sie könnten auch schwimmen gehen, was z.B. für Menschen mit stärkerem Übergewicht ein guter Einstieg ist, um die Gelenke bestmöglich zu schonen. Mittlerweile gibt es auch auf YouTube viele Videos, mit denen man auch gut zu Hause Sport machen kann, es gibt dort z.B. Yoga, Zumba oder auch verschiedene Kraftübungen und vieles mehr. Zusätzlich gibt es auch tolle Apps auf dem Handy, wie z.B. „Freeletics", womit man auch wunderbar draußen fitter werden kann.

Eine weitere und sehr gute Möglichkeit ist es auch, im Fitnessstudio Krafttraining zu betreiben. Dies kann man natürlich alleine machen, aber auch mit einem Freund oder mit einem Trainer zusammen. Im Fitnessstudio kann man gezielt Muskulatur aufbauen, aber auch nebenbei noch Kurse belegen und Ausdauertraining mit einbauen.

Krafttraining ist sehr gut, um äußerlich gesünder, fitter und straffer auszusehen und natürlich bringt Kraftsport auch viele gesundheitliche Vorteile mit. Wie bereits oben einmal erwähnt, kann Muskulatur sehr beim Abnehmen helfen. Wieso das so ist, werden wir uns im nächsten Abschnitt des Buches genauer anschauen.

Abschließend kann der Sport jedoch noch so sinnvoll oder vorteilhaft sein – wenn er Ihnen keinen Spaß macht, dann halten Sie ihn auch nicht lange durch und werden früher oder später wahrscheinlich damit aufhören. Probieren Sie sich ruhig aus, bis Sie das Perfekte für sich gefunden haben!

MUSKULATUR

Wie bereits einige Male erwähnt, ist ein bestimmtes Maß an Muskulatur und das dazugehörige Krafttraining sehr sinnig, um insgesamt dazu beizutragen, dass der Grundumsatz etwas erhöht wird und dementsprechend unser Stoffwechsel beschleunigt werden kann.

Einige Forscher nehmen an, dass durch den Aufbau von Muskulatur auf Dauer der Grundumsatz an Energie etwas erhöht werden kann. Diese Annahme beruht darauf, dass die Muskulatur ein stoffwechselaktives Gewebe ist. Einige Daten vermuten eine Erhöhung des Grundumsatzes bis zu 7 Prozent durch den Aufbau von reiner Muskelmasse. Insgesamt scheint die Erhöhung jedoch nicht sehr groß zu sein, aber sie ist vorhanden und ein kleiner Vorteil, wenn man etwas mehr Muskulatur aufbaut.

Ein weiterer positiver Punkt vom Krafttraining ist, dass noch bis zu zwei Tagen nach dem Training der Grundumsatz erhöht ist, was lediglich durch das Training verursacht wird. Diese Stoffwechselerhöhung ist wahrscheinlich darauf zurückzuführen, dass nach dem Kraftsport Reparaturprozesse in den Muskelzellen ablaufen. Dieser Prozess ist auch unter dem Begriff der „Nachverbrennung" bekannt. Die Nachverbrennung kann den Fettverlust durch die

Beschleunigung des Stoffwechsels wirkungsvoll unterstützen! Diese zwei Aspekte zeigen, dass der Aufbau von Muskulatur den Stoffwechsel beschleunigen kann, doch neben diesem Vorteil bringt das Krafttraining auch noch einige Verbesserungen der Gesundheit mit sich!

Krafttraining ist unter anderem gut, um – egal bei welchem Geschlecht – die Körperkraft zu steigern und um dem Kraftverlust mit zunehmendem Alter entgegenzuwirken. Gerade der altersbedingte Kraftverlust hat deutliche Auswirkungen auf die Körperhaltung, die Fortbewegung und auf die Fähigkeit, Aktivitäten des alltäglichen Lebens fertigstellen zu können (z.B. das Aufstehen von einem Stuhl oder das Steigen von Treppen). Dieser genannte Verlust an Muskeln – auch Sarkopenie genannt – beginnt bereits schon mit 25 - 30 Jahren.

Außerdem hilft Kraftsport dabei, unsere Knochendichte zu stärken. Laut verschiedener Studien kann sich bereits durch zwei Krafteinheiten pro Woche nach ca. 18 Monaten die Knochendichte bis zu 12 Prozent erhöhen! Auch auf den Fettstoffwechsel hat das Training mit Gewichten eine positive Auswirkung, indem die Blutfettwerte etwas verbessert werden können. Auch in Hinblick auf die Volkskrankheit Diabetes mellitus Typ 2 konnte eine präventive Wirkung festgestellt werden. Ebenso können natürlich Haltungsschwächen, welche vor allem auch durch das häufige Sitzen kommen, deutlich vermindert werden. Auch eine Verbesserung der Psyche und des Gehirnstoffwechsels ist ein tolles Resultat von regelmäßigem und gesundheitsorientiertem Krafttraining.

Abgesehen von all diesen gesundheitlichen Auswirkungen haben Muskeln auch einen großen Effekt auf die Optik. Muskeln lassen unseren Körper eben straffer aussehen, können bei Cellulite helfen und ein starker Mensch sieht meistens auch einfach fit und gesund aus! Dadurch kann man durch Krafttraining natürlich auch sein Selbstbewusstsein stärken, wenn man sich in seinem Körper besser fühlt.

Dies sind nur einige kurz angeschnittene gesundheitliche Vorteile vom Krafttraining und dem daraus resultierenden Muskelaufbau. Wenn es Ihnen möglich ist, Krafttraining zu machen, und Sie Freude daran finden, dann ist dies wirklich eine tolle Sache, welche eine Beschleunigung des Stoffwechsels zur Folge haben kann. Natürlich sind auch wieder der Spaß und die Leidenschaft wichtige Dinge, um den Sport durchgehend und langfristig zu machen und nicht nur einmal im Monat durch eine ganz große Motivation.

Außerdem sollten Sie sich durch jemanden an das Krafttraining heranführen lassen, der wirklich weiß, worauf es ankommt und wie eine gute Technik bei den verschiedenen Übungen aussieht! Vielleicht haben Sie bereits einen guten Freund, der selbst schon lange diesen Sport macht oder fragen Sie einen guten Trainer in Ihrem Fitnessstudio oder Ihrer Umgebung. Auch hier sollten Sie vorsichtig sein, welchem Trainer Sie vertrauen und glauben. Stellen Sie vielleicht viele Fragen, um festzustellen, ob der Trainer wirklich Ahnung von dem hat, wovon er spricht. Bei falscher Ausführung der verschiedenen Übungen kann es sonst natürlich auch zu Verletzungen kommen. Die Technik ist hier einfach das A und O.

WAS IST IHR WARUM?

Das ist wohl eine der am häufigsten gestellten Fragen, wenn es um das Thema Sport geht: Woher bekomme ich die Motivation dazu?

Der erste wichtige Punkt wurde zuvor bereits angesprochen. Es ist eben von großer Bedeutung, dass Sie einen Sport betreiben, welchen Sie wirklich gerne machen und welcher Ihnen Freude bereitet – sei es wegen der Aktivität an sich oder wegen der Menschen, die beispielsweise in dem Verein sind.

Aber nun ist es so, dass man trotzdem manch-mal keine richtige Lust hat, sich zu bewegen, und manche Menschen finden wohl tatsächlich generell keinen Gefallen am Sport. Finden Sie Motivation, die von Innen aus Ihrem Herzen kommt – also intrinsi-sche Motivation! In diesem Fall ist es wichtig, dass Sie für sich persönlich Ihr eigenes „WARUM" finden!

Diese Methode funktioniert nicht nur beim Sport, sondern auch in allen anderen Lebensberei-chen wunderbar, um neue Motivation zu bekom-men. Am besten Sie nehmen sich einen Stift und ein Papier zur Hand und schreiben Ihre Gedanken ein-mal auf, da dies eine wahnsinnig große Kraft mit sich bringt.

Warum möchten Sie eigentlich Sport machen? Warum sollten Sie besser Sport machen? Schreiben Sie nun alle Gründe auf, die Ihnen einfallen. Es folgen nun einige mögliche Gründe:

1. Abnehmen

Wahrscheinlich möchten Sie, da Sie dieses Buch le-sen, Sport betreiben, um den Stoffwechsel zu be-schleunigen und um dementsprechend etwas Fett zu verlieren. Doch warum möchten Sie dies wiederum? Vielleicht möchten Sie sich wohler in Ihrem Körper fühlen, mehr Selbstbewusstsein haben oder wieder in Ihre Lieblingshose passen. Es gibt hierfür mehrere Gründe, doch werden Sie sich über Ihren Grund bewusst.

2. Gesundheit

Vielleicht möchten Sie Sport aus gesundheitlichen Gründen betreiben, da Sie sich derzeit nicht besonders fit fühlen oder irgendwelche Rückenbeschwerden etc. haben. Vielleicht müssen Sie aber auch aus gesundheitlichen Gründen Sport treiben, um abzunehmen, da Ihr Körpergewicht Sie langsam gesundheitlich einschränkt. Womöglich möchten Sie wieder richtig fit und stark sein, um mit Ihren Kindern spielen zu können.

3. Psyche stärken

Durch Sport kann man auch stark seine mentale Einstellung zum Positiven verändern. Sport gibt einem z.B. mehr Disziplin, Ausdauer, Durchhaltevermögen etc. Man lernt weiterzumachen, wenn es mal anstrengend wird oder der Muskel ordentlich brennt. Zudem lernt man auch manchmal, über seine Grenzen hinauszuwachsen und dass man selbst vielleicht zu mehr in der Lage ist, als man selbst von sich dachte.

4. Neue Menschen kennenlernen

Es gibt viele Gründe, weshalb man mit einem Sport anfängt. Wie bereits oben einmal erwähnt, ist Sport, wie z.B. Vereine oder auch Kurse im Fitnessstudio, auch eine tolle Möglichkeit, neue Kontakte zu knüpfen.

5. Mehr essen können

Auch ein sehr schöner Grund, weshalb man Sport macht, ist, dass man etwas mehr Essen kann, ohne zuzunehmen. Dieser Grund klingt evtl. etwas witzig, aber dies ist natürlich ein sehr großer Vorteil daran, sich irgendwie sportlich zu betätigen. Man kann eben den Stoffwechsel ordentlich beschleunigen! Natürlich gibt es noch viele weitere Gründe je nach Person und je nachdem, was der persönliche Hintergrund ist. Finden Sie Ihre Gründe und Sie werden dann viel lieber und mit einer Leichtigkeit Ihre Sportart ausführen!

Ebenso gibt es auch extrinsische Motivation – also Motivation, welche von außen kommt. Hierzu kann man sich z.B. Fitnessbilder auf Instagram oder Fitnessvideos auf YouTube anschauen. Heutzutage gibt es online eine Menge Möglichkeiten, um sich dort inspirieren und anspornen zu lassen! Eine weitere Möglichkeit ist, dass man auch mal eine Tasse

Kaffee oder Ähnliches trinken kann, um sich wieder wacher zu machen nach einem stressigen Arbeitstag. Manchmal kann an dieser Stelle auch ein großes Glas Wasser – vielleicht auch mit etwas Zitrone – sehr gut helfen. Die Kraft vom Wasser in unserem Körper wird leider oft unterschätzt.

MIT WASSER DEN STOFFWECH- SEL ANKURBELN

Jeder chemische Vorgang in unserem Körper ist von dem Vorhandensein von Wasser abhängig! Alle unsere Körperflüssigkeiten bestehen hauptsächlich aus Wasser. Wasser wirkt ebenfalls als Transportmittel in Form von Blut oder Lymphflüssigkeit für verschiedenste Stoffe und Zellen in unserem Körper. Beim Schwitzen wird Wasser über die Hautporen ausgeschieden, was zu einer Wärmeableitung und somit zu einer Kühlung des Körpers führt. Neben diesen und noch weiteren Funktionen in unserem Körper kann es auch viel beim Abnehmen helfen und unseren Stoffwechsel beschleunigen.

Wenn Sie bspw. einen halben Liter Wasser trinken, kann Ihnen dies für eine kurze Zeit dabei helfen, Ihren Hunger zu unterdrücken. Oft verwechseln wir auch Hunger mit Durst, weshalb es für eine gesunde

Gewichtsabnahme sehr wichtig ist, lieber mehr als zu wenig Wasser zu trinken. Mit Wasser können wir gut unseren Stoffwechsel anregen, da wir durch das Wasser unsere Verdauung in Schwung bringen. Außerdem muss der Körper, z.B. wenn wir kaltes Wasser zu uns nehmen, Energie aufwenden, um das Wasser auf Körpertemperatur zu bringen. Wasser ist ebenso wichtig für uns, da es unsere Organe, aber auch unsere Muskeln optimal arbeiten lässt! Dies sollte man sich zu Herzen nehmen und deshalb auch besonders rund um den Sport und beim Training auf eine ausreichende Flüssigkeitszufuhr achten.

Grüner Tee regt den Stoffwechsel an?
Grüner Tee ist bekannt dafür, dass er beim Abnehmen helfen kann, den Stoffwechsel anregt und die Fettverbrennung auf das nächste Level bringt. Im grünen Tee sind viele sekundäre Pflanzenstoffe enthalten, wie z.B. Polyphenole. Beim Kauf von grünem Tee sollte unbedingt darauf geachtet werden, dass das effektive Polyphenol – Epigallocatechingallat (EGCG) – enthalten ist, damit er auch seine besondere Wirkung entfalten kann. Laut einiger Daten ist grüner Tee für folgende Punkte in unserem Körper sehr gut:

- Das Herz-Kreislauf-System
- Vorbeugung vorzeitiger Zellalterung
- Haut und Haar
- Die Nerven
- Den Stoffwechsel
- Die Fettverbrennung
- Den Blutzucker und beugt Diabetes vor
- Den Blutdruck
- Die Gesundheit der Leber

Laut einigen Tests in Laboren soll grüner Tee wohl auch eine krebshemmende Wirkung haben und besonders das Prostatarisiko senken.

Der Tee kann durchaus etwas den Stoffwechsel anregen. Besonders das im Tee enthaltene Koffein kann bewirken, dass unsere körperliche Aktivität erhöht wird. Auch die Bitterstoffe in dem Tee reduzieren unseren Appetit bzw. Hunger, dies geschieht auch beim Trinken von Kaffee und generell koffeinhaltigen Getränken.

Leckere Rezepte zum Nachmachen

Gesunde und kalorienbewusste Ernährung kann vor allem auch lecker sein und muss nicht nur aus grünen Salaten und Magerquark bestehen. Eine solche Ernährung sollte vor allem Spaß machen und auch schmecken. Es geht einfach darum, tolle Alternativen zu finden, ein paar Lebensmittel in den Rezepten auszutauschen und diese in den Alltag zu integrieren. Dadurch erhalten die Mahlzeiten richtig gute Nährwerte, mehr Proteine und weniger Kalorien, was natürlich den Fettverlust und somit den Stoffwechsel ordentlich ankurbelt!

Im Folgenden werden Ihnen einige leckere Rezepte vorgestellt. Es handelt sich um Ideen für das Frühstück, für Kuchen und natürlich auch leckere Gerichte für das Mittagessen. Alle Rezepte sollen Sie auch möglichst lange satt halten, denn man sollte nicht hungern müssen, um seine Ziele zu erreichen – es geht auch ohne! Die Rezepte gehen auch alle schnell, sodass man sie gut in den Alltag integrieren kann und nicht viel Zeit in der Küche verbringen muss.

FRÜHSTÜCKSREZEPTE

Porridge

Porridge (= Haferbrei) ist mittlerweile sehr bekannt unter Menschen, die sich schon länger mit gesunder Ernährung beschäftigen. Porridge ist sowohl im Sommer als auch im Winter super lecker und lässt sich auch sehr gut mit leckeren Beeren und anderen Früchten toppen. Man kann hier seine eigene Kreativität spielen lassen und zum Beispiel etwas Zimt hinzugeben oder auch Nussmus oder Nüsse als Topping nehmen. Sehr gut schmeckt auch Vanilleproteinpudding, welchen es mittlerweile in fast jedem Discounter zu kaufen gibt, wodurch man ebenfalls nochmal den Proteingehalt im Frühstück erhöhen kann. Der Grund, wieso Porridge auch so gerne in der Diät gegessen wird, ist, dass es einfach sehr lange satt hält! Nun folgt einmal das Grundrezept, wo man natürlich auch noch etwas variieren kann.

Zutaten:

50 Gramm Haferflocken
30 Gramm Proteinpulver (Vanille oder Haselnuss passt als Geschmack fabelhaft)
Ca. 200 ml ungesüßte Mandelmilch/Wasser/normale Milch
Optional: 10 - 20 Gramm Vanillepuddingpulver für eine cremige Konsistenz

Empfehlungen für das Topping:

Mango
Beeren
Nussmus/Nüsse
Zimt und Banane

Zubereitung:

1. Geben Sie die Haferflocken zusammen mit dem Proteinpulver in einen Topf und mischen Sie beides miteinander mit einem Schneebesen.

2. Geben Sie dann die von Ihnen gewählte Flüssigkeit hinzu und lassen Sie alles einmal aufkochen und quellen. Dann können Sie alles in eine Schüssel geben und noch Obst oder Ähnliches obendrauf geben.

Götterquark

Götterquark ist ein wahnsinnig gutes Rezept, da dieses Gericht sehr viel Volumen und viel Eiweiß für eine lange Sättigung mitbringt und dazu sehr wenige Kalorien, was alles für eine Diät optimal ist. Außerdem kann man den Quark bereits am Abend für das Frühstück vorbereiten, da er sowieso etwas Zeit im Kühlschrank benötigt. Man kann den Quark auch unterwegs mitnehmen. Es folgt das Rezept:

Zutaten:

250 Gramm Magerquark
Etwas Geschmackspulver (z.B. 2 Scoops von dem Chunky Flavour im Geschmack Himbeere)
500 ml Wasser
Götterspeise im Geschmack Kirsche oder Himbeere von RUF Beeren

Zubereitung:

1. Kochen Sie zuerst 500 ml Wasser in einem Wasserkocher auf.

2. Mischen Sie nun den Magerquark mit dem Geschmackspulver in einer Schüssel.

3. Jetzt nehmen Sie sich eine große Schüssel, wo Sie das heiße Wasser hineingeben und dann eine Packung Götterspeise hinzugeben – beides gut miteinander vermengen.

4. Jetzt wird nur noch der Magerquark mit dem Geschmackspulver ebenfalls in die große Schüssel

gegeben und alles miteinander verrührt. Jetzt können Sie noch Beeren mit in die Schüssel geben oder
am Ende, wenn der Quark abgekühlt ist, obendrauf
geben.

5. Stellen Sie die Schüssel für einige Stunden in den
Kühlschrank, bis die Masse richtig fest geworden ist.

KUCHENREZEPTE

Kuchen hat normalerweise super viele Kalorien. Natürlich kann man sich auf einem Geburtstag oder auf einer anderen Feier auch mal ein normales Stück Kuchen gönnen, aber es geht auch wesentlich kalorienärmer und mit deutlich mehr Proteinen! Die folgenden Kuchenrezepte halten nicht nur lange satt, sondern sind auch richtige Proteinbomben und man kann ihn auch sehr gut mitnehmen oder natürlich auch zum Frühstück essen – warmer Kuchen frisch aus dem Ofen mit tollen Nährwerten ist einfach nur toll zum Frühstück. Auch hier kann man selber sehr viel in der Küche ausprobieren und mit verschiedenen Zutaten und Dekorationen etc. spielen! Es folgen nun zwei leckere Ideen:

Zitronenkuchen

Zutaten:

50 Gramm gemahlene Haferflocken/Instant Oats
50 Gramm Proteinpulver (Vanille-Eiscreme Geschmack von More Nutrition)
5 Gramm Backpulver
Ein mittelgroßes Ei (55 Gramm)
150 Gramm Naturjoghurt 3,5 % Fett
Zitronen Aroma/Zitronenabrieb
Etwas gepresster Zitronensaft

Zubereitung:

1. Mischen Sie zuerst die Haferflocken, das Proteinpulver und das Backpulver zusammen und verrühren Sie diese.

2. Nun geben Sie alle anderen Zutaten hinzu und vermengen alles miteinander zu einer cremigen Masse. Falls die Masse nicht cremig genug ist, können Sie noch etwas Wasser hinzugeben. Nun kommt der Kuchen für 20 - 30 Min bei 180 Grad Umluft in den Ofen. Der Kuchen sollte nicht zu lange im Ofen bleiben, damit er nicht zu trocken wird und schön saftig bleibt.

Apfelkuchen

Zutaten:

100 Gramm Instant Oats
50 Gramm Proteinpulver
75 Gramm Magerquark
5 Gramm Backpulver
Ein Eiklar
1 - 2 Äpfel
Zimt

Zubereitung:

1. Vermengen Sie zuerst die Haferflocken, das Backpulver und das Proteinpulver miteinander.

2. Geben Sie nun noch die anderen Zutaten hinzu. Wahrscheinlich ist nun die Masse noch nicht cremig genug – geben Sie daher noch etwas Wasser hinzu.

3. Schneiden Sie die Äpfel teils in Stückchen, welche noch mit in den Teig gegeben werden, und in Scheiben, womit der Kuchen belegt werden kann.

4. Alles zusammen kommt dann für ungefähr 20 - 30 Minuten bei 180 Grad Umluft in den Ofen. Wenn der Kuchen abgekühlt ist, kann noch Zimt auf ihn gestreut werden.

REZEPTE ZUM MITTAG- ODER ABENDESSEN

Nudelsalat

Nudelsalat ist ein leckeres Gericht, welches man einfach zum Mittagessen machen kann. Aber man kann ihn auch einfach mitnehmen und auf der Arbeit oder unterwegs essen. Außerdem kann man ihn auch super im Sommer zum Grillen essen als leckere Beilage. Der herkömmliche Nudelsalat bringt jedoch auch meistens eher viele Kalorien mit sich, da er mit Mayonnaise zubereitet wird und diese sehr fettig ist. Dieser Nudelsalat hat im Vergleich weniger Kalorien und in jedem Fall mehr Eiweiß.

Zutaten (Portion für eine Person):

50 Gramm Nudeln
300 Gramm körniger Frischkäse
50 Gramm Erbsen aus der Dose
50 Gramm Mais aus der Dose
100 Gramm frische Tomaten
50 Gramm Apfel
10 - 20 Gramm Pinienkerne/Walnüsse
Salz, Pfeffer, Kräuter, Knoblauch

Zubereitung:

1. Kochen Sie die Nudeln und lassen Sie diese dann abkühlen. Vermengen Sie dann die Nudeln mit den geschnittenen Tomaten und den anderen Zutaten.

Nun können Sie den Salat noch nach Belieben mit Salz, Pfeffer, verschiedenen Kräutern oder auch etwas Knoblauch würzen. Sie können auch noch einen Schuss Olivenöl über den Salat geben.

Kartoffelspalten mit einem leckeren Dip

Zutaten:

200 - 300 Gramm Kartoffeln
100 Gramm Magerquark
100 Gramm körniger Frischkäse
Etwas Leinöl oder Olivenöl
100 - 150 Gramm frische Tomaten
Gewürze: Salz, Pfeffer, frische Kräuter, Hähnchengewürz,
Curry, Paprika, Rosmarin

Zubereitung:

1. Schneiden Sie jede Kartoffel in acht Spalten.

2. Nehmen Sie dann eine Schüssel und schütten Sie einen Schuss Öl hinein.

3. Geben Sie die fertig geschnittenen Kartoffelspalten in die Schüssel und vermengen Sie diese mit dem Öl. In der Schüssel werden die Spalten nun noch nach Belieben, z.B. mit Curry, Paprika, Hähnchengewürz oder Rosmarin, gewürzt. Nun können Sie die Kartoffeln auf ein Blech geben und nochmal etwas Gewürz obendrauf geben. Im Ofen werden die Kartoffeln nun mindestens 30 Minuten bei 180 Grad Umluft gebacken.

4. Für den Dip verrühren Sie nun den Magerquark und den körnigen Frischkäse. Geben Sie noch einen kleinen Schuss Leinöl oder Olivenöl hinzu. Falls Ihnen die Konsistenz noch zu fest ist, können Sie auch noch einen kleinen Schuss Wasser mit Vorsicht hinzugeben.

5. Nun können Sie noch die in Würfel geschnittenen Tomaten und die Gewürze oder frische Kräuter untermengen.

TIPPS, UM KALORIEN BEIM KO-CHEN ZU SPAREN

Viele Menschen meinen, sich total gesund und vor allem kalorienarm zu ernähren, da sie bspw. sehr viel Gemüse oder generell eher kalorienarme Lebensmittel zu sich nehmen. Doch oft wissen diese Menschen nicht, wie viele Kalorien sie ihrem Essen allein durch die Zubereitung zufügen. Um diesen Fehler in der Zukunft zu vermeiden, da es wirklich schade ist, wenn man nur wegen solch einer Unwissenheit nicht richtig abnehmen kann, gibt es in diesem Kapitel etwas Aufklärung und hilfreiche Tipps, um in der Küche einiges an Kalorien zu sparen.

Wie viel Öl verwenden Sie zum Braten oder Kochen? Das ist einer der größten Punkte, wenn es um kalorienarmes Kochen geht. Häufig sieht man, dass sehr viel Öl in der Pfanne landet – teilweise um die 20 - 30 ml, was allerdings meist nicht zwingend notwendig wäre. Bereits 10 ml Öl bringen ca. 80 Kalorien mit sich, was fast so viele Kalorien wie eine Banane sind! Deswegen sollte man hier vorsichtig in die Pfanne schütten und evtl. das Öl zuerst in einen Löffel und dann in die Pfanne schütten oder das Öl sogar in der Pfanne abwiegen, um sicherzugehen, nicht unnötig viele Kalorien zu essen.

Man kann heutzutage auch Öl bereits in

Sprühflaschen kaufen, wodurch man es noch leichter dosieren kann. Das Gleiche gilt auch für einen leckeren Salatdressing, welcher mit Öl zubereitet wird. Natürlich ist Olivenöl oder auch Leinöl sehr gesund, jedoch bringt es trotzdem viele Kalorien mit sich und auch im Dressing landet vielleicht mehr Öl, als für den guten Geschmack notwendig gewesen wäre. Als kleinen Tipp können Sie auch einmal körnigen Frischkäse in Ihrem Salat als Dressing versuchen, diese Kombination schmeckt sehr gut und liefert auch wertvolle Proteine.

Anstatt mit Öl kann man einige Lebensmittel, wie z.B. Gemüse wie Brokkoli, auch einfach mit etwas Wasser in die Pfanne geben und es so anbraten. Ähnliche Techniken funktionieren auch teils beim Fleisch mit Mineralwasser.

Natürlich sind auch gute Pfannen, welche beschichtet sind, sehr sinnig. Hier wird dann meist gar kein oder sehr wenig Öl zum Braten benötigt.

Wie bereiten Sie das Essen zu, damit es besonders lecker wird? Oft wird manches gerne mit Sahne verfeinert oder mit Käse überbacken etc. Jedoch kann man auch hier seine Kreativität etwas spielen lassen und Neues ausprobieren in der Küche. Mittlerweile gibt es z.B. sehr viele leckere Frischkäsesorten – auch als Light-Version –, welche weniger

Kalorien als Sahne haben und teils dazu sogar noch einiges an Proteinen mitbringen. Die Frischkäse können nochmal einen ganz leckeren und cremigen Geschmack mitbringen.

Auch beim Käse bzw. Schmelzkäse, womit man auch super kochen kann, gibt es heutzutage viele Light-Versionen, wodurch man viele Kalorien beim Kochen sparen kann. Die meisten Kalorien in einem Essen kommen immer durch die Soßen, welche oft mit Öl/Sahne zubereitet werden oder durch den normalen fettigen Käse. Wenn man abnehmen möchte, kann man an dieser Stelle viele Kalorien einsparen.

Wenn Sie Körperfett abnehmen möchten, sollten Sie auch Lebensmittel wie Nüsse, Samen oder Nussmus mit Vorsicht genießen und diese super leckeren und gesunden Lebensmittel lieber einmal abwiegen. 10 Gramm Nüsse haben häufig schon 70 - 80 Kalorien, welche natürlich von tollen Fetten kommen, die auch nicht vernachlässigt werden sollten. Aber Kalorien sind und bleiben Kalorien und wer abnehmen möchte, muss nun einmal weniger Kalorien zu sich nehmen, als er verbrennt.

Dies waren die wichtigsten Dinge, die häufig in der Küche nicht beachtet werden oder auch nicht als so schlimm angesehen werden. Oft hat man auch kein richtiges Auge mehr dafür, was nun viel oder wenig Öl in der Pfanne ist, da die Mutter in der Kindheit von Haus aus immer viel verwendet hat zum Braten und dies nun völlig normal geworden ist.

Es ist sehr hilfreich, wenn man einmal sein Verhalten in der Küche reflektiert, denn so purzeln vielleicht schon die ersten Kilos viel schneller! Wie Sie sehen, sind es manchmal auch Kleinigkeiten in der Ernährung, welche am Ende viel bewirken können und Sie Ihrem Ziel deutlich näher bringen.

Stress

D ie Wichtigkeit von Stress für einen gut funktionierenden Stoffwechsel und um gesund abzunehmen, wird häufig unterschätzt! Achtet man nicht genug auf diesen Faktor, kann dies ein Grund dafür sein, warum die Diät nicht vorangeht und man sich generell zunehmend schlechter fühlt.

Wenn wir gestresst sind – sei es durch unsere Arbeit oder durch andere Menschen –, wird das Stresshormon Kortisol ausgeschüttet. Kortisol sorgt in unserem Körper für eine stärkere Aufmerksamkeit. Somit hat Stress eine starke Auswirkung auf unseren Schlaf. Wird nämlich zu viel Kortisol vor dem

Schlafen gehen ausgeschüttet, kann dies das Einschlafen oder Durchschlafen erschweren. Studien zeigen auch, dass Menschen, die stark auf Kortisol reagieren, an stressigen Tagen deutlich mehr Kalorien zu sich nehmen als an anderen Tagen. Kortisol beeinflusst nämlich ebenso andere Hormone, wie z.B. das Sättigungshormon Leptin oder das Hungerhormon Ghrelin. Besonders Ghrelin – ein Hormon, welches Hunger signalisiert – reagiert sehr stark auf Stress! Alleine aus diesem Grund kann Stress die Gewichtsabnahme deutlich erschweren! Stress sinkt unter anderem auch das Glückshormon Serotonin, welches wir durch leckeres und meist kalorienreiches Essen kompensieren wollen, denn gerade durch die Kindheit verbinden wir oft Süßigkeiten oder leckeres Essen mit etwas Positivem und mit einer Belohnung. Insofern kann Stress also Ihren Stoffwechsel negativ beeinflussen und Ihre Ziele stark sabotieren.

Des Weiteren kann Stress auch unsere Verdauung beeinflussen. Stress verursacht häufig Verstopfung, Durchfall oder auch Sodbrennen. Durch Verdauungsprobleme können evtl. wichtige Nährstoffe von unserem Körper nicht richtig aufgenommen werden. Bei einem Nährstoffmangel kann es wiederum auch vermehrt zu Appetit kommen.

Auch in Bezug auf unsere körperliche Aktivität hat Stress viele Auswirkungen. Stress beeinflusst unsere körperliche Regeneration nach dem Sport, wodurch wir nicht regelmäßig Sport machen können und z.B. auch länger Muskelkater haben könnten. Außerdem werden wir durch Stress deutlich schneller krank und wenn man krank ist, sollte man auf keinen Fall Sport machen.

Natürlich wird auch unsere Psyche durch Stress negativ beeinflusst. Gerade in Bezug auf eine Diät kann es dazu führen, dass uns unsere Ziele gleichgültiger werden und wir somit den Willen verlieren, weiterhin gesund zu essen und regelmäßig Sport zu betreiben. Zudem verfallen wir durch Stress häufiger wieder in alte Gewohnheiten.

Schlaf

Schlaf ist ebenso ein wichtiger Faktor, wenn es darum geht, effektiv Fett zu verlieren und den Stoffwechsel zu beschleunigen. Es liegt natürlich auch auf der Hand, dass wenn wir uns nicht ausgeschlafen fühlen, auch wesentlich weniger motiviert sind, unsere Ziele zu erreichen und dass wir wahrscheinlich auch nicht so viel Bewegung oder sportliche Aktivität in unseren Alltag integrieren.

Aber auch auf unser Essverhalten hat Schlaf wichtige Auswirkungen. Schlaf beeinflusst ebenso wie Stress unsere Hormone. Unter anderem wird, während wir schlafen, Leptin ausgeschüttet, was dafür sorgt, dass wir besser gesättigt sind und unser

Appetit gezügelt wird. Die Stunden an Schlaf, die wir brauchen, ist von Mensch zu Mensch unterschiedlich, da dies auch von vielen Faktoren, wie z.B. dem Alter, dem Gesundheitszustand, der Schlafroutine oder auch der körperlichen Aktivität im Alltag, abhängig ist. Experten empfehlen allerdings 6 - 8 Stunden Schlaf pro Nacht.

Da Schlaf so wichtig ist, sollten Sie diesen versuchen zu optimieren. Erst einmal sollten Sie sich natürlich ausreichend Zeit zum Schlafen einräumen. Viele Menschen verzichten häufig auf ausreichend Schlaf, da ihnen andere Dinge wichtiger sind oder keine Zeit zum Schlafen da ist, allerdings sollten hier die Prioritäten anders gesetzt werden.

Zudem sollte beim Schlafen darauf geachtet werden, dass das Zimmer eine angenehme Temperatur hat – es sollte also nicht zu warm, aber auch nicht zu kalt sein. Das Schlafzimmer sollte außerdem möglichst dunkel sein und ansonsten sollte es auch ruhig sein während des Schlafens. Vielleicht sollten Sie auch ungefähr eine Stunde vor dem Einschlafen nichts mehr trinken, damit Ihre Nachtruhe nicht durch einen Toilettengang gestört wird.

Balance

Abschließend ist eben auch das Thema Balance im Leben sehr wichtig. Wie wir jetzt wissen, bringt es nichts, sich unnötig zu stressen, da dies bezüglich unseres Stoffwechsels sogar kontraproduktiv ist.

Verbieten Sie sich nicht zu viel und genießen Sie trotzdem Ihr Leben! Lassen Sie sich keine Lebensqualität nehmen. Den Stoffwechsel etwas zu beschleunigen und dementsprechend seine Wunschfigur zu erreichen, ist nicht so schwer, wie man denkt.

Man muss nur erst einmal seinen ganz persönlichen Weg finden, wie man nun diese ganze Theorie oder die gegebenen Tipps in die Praxis umsetzt.

Doch genau an dieser Stelle müssen Sie auf sich selbst hören und schauen, was für Sie funktioniert und was nicht. Behandeln Sie sich selbst dabei mit Liebe und machen Sie sich nicht zu viel Druck und Stress. Eine gesunde Ernährung sollte Freude bereiten und vor allem sollten Sie sich insgesamt dadurch besser fühlen. Neue Gewohnheiten zu implementieren, braucht seine Zeit. Wichtig ist auch, dass Sie alles Stück für Stück verändern und nicht alles auf einmal, denn dann verfällt man früher oder später wieder in die alten Gewohnheiten, die man eigentlich nicht mehr in seinem Leben haben möchte. Außerdem muss man auch immer wieder verstehen, dass jeder Mensch anders ist und dass besonders bei der Ernährung jedem etwas leichter oder schwerer fällt umzusetzen, was natürlich mit vielen Faktoren, wie z.B. der Ernährung in der Kindheit oder wie sich die Familie ernährt, zusammenhängt.

Als abschließenden Tipp gibt es auf YouTube und Instagram sehr viel Inspiration. Auf beiden Plattformen gibt es viele Kanäle oder Seiten, wo Personen zeigen, was sie essen, um abzunehmen. Generell gibt es auch tolle Podcasts zu dem Thema Ernährung und Fitness. Es ist wichtig, sich immer mal wieder weiterzubilden und sich auch das Wissen, welches Sie bereits in diesem Ratgeber erhalten haben, wieder in Erinnerung zu rufen.

Fangen Sie nun am besten gleich mit der Umsetzung an, indem Sie erst einmal eine neue Gewohnheit in Ihr Leben bringen, wie z.B. dass Sie jeden Tag einen kleinen Spaziergang machen, Probetraining im Fitnessstudio oder in einem Verein machen oder jeden Tag etwas auf Ihre Proteinzufuhr achten. Beginnen Sie jetzt, Ihren Stoffwechsel zu beschleunigen!

Herstellung und Verlag:
BoD – Books on Demand, Norderstedt
ISBN: 9783752646740

© Martin Hölscher 2020
1. Auflage
Kontakt: Psiana eCom UG/ Berumer Str. 44/ 26844 Jemgum
Covergestaltung: Fenna Larsson
Coverfoto: depositphotos.com

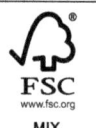